Dr Hubert CLEU

Contribution à l'étude

des

Hématocèles pelviennes

Infectées

LYON. — MALOINE, ÉDITEUR

1911

CONTRIBUTION A L'ÉTUDE

DES

HÉMATOCÈLES PELVIENNES

INFECTÉES

Lyon. — Imprimerie A. Rey et Cⁱᵉ, 4, rue Gentil. — 58866

CONTRIBUTION A L'ÉTUDE

DES

HÉMATOCÈLES PELVIENNES

INFECTÉES

PAR

Le Dr Hubert CLEU

Externe des Hôpitaux de Lyon.

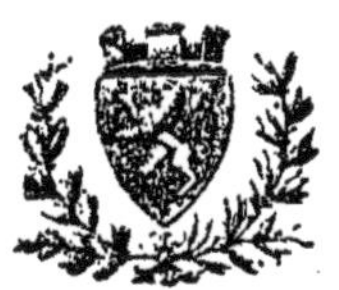

GRANDE LIBRAIRIE MÉDICALE, SCIENTIFIQUE ET INDUSTRIELLE

A. MALOINE

PARIS | LYON
Rue de l'Ecole-de-Médecine, 25 | 6, Rue de la Charité

1911

A MA MÈRE

A TOUS LES MIENS

A MES AMIS

Pendant un semestre d'externat, nous avons eu l'occasion d'observer à l'Infirmerie de la Maternité de l'Hôtel-Dieu un cas intéressant d'hématocèle infectée. Notre chef de service, M. le professeur agrégé Voron, nous conseilla d'entreprendre une thèse sur ce sujet.

C'est M. le professeur agrégé Laroyenne qui nous fit l'honneur d'accepter la direction de ce travail, qui nous donna sa statistique personnelle, et toujours nous guida de ses conseils.

A l'un et à l'autre nous adressons nos plus sincères remerciements.

Nous remercions aussi M. le Dr Albertin à l'obligeance duquel nous devons une observation et plusieurs tracés thermiques.

Nous tenons enfin à assurer de notre profonde reconnaissance tous nos maîtres dans les hôpitaux.

CONTRIBUTION A L'ÉTUDE

HÉMATOCÈLES PELVIENNES

INFECTÉES

INTRODUCTION

Sous le titre d'hématocèles pelviennes infectées, nous rapportons quelques cas d'hématocèles pelviennes consécutives à la rupture d'une trompe gravide et dont l'infection spontanée est survenue en dehors de toute ouverture chirurgicale à l'extérieur. Nous disons infectées, car toutes nos observations n'ont pas donné lieu à l'évacuation d'une collection nettement suppurée, mais parfois seulement à des caillots sanguins en voie d'infection évidente.

Les cas d'infection d'une collection de sang dans le Douglas sont des faits bien connus, mais sur lesquels on n'a jamais beaucoup insisté, et qui ne sont pas longuement étudiés dans les ouvrages classiques.

La plupart des auteurs anciens (Deneux, Récamier, Bourdon, Bernutz, Voisin, Valleix, Becquerel, Laugier, etc.) les ont implicitement décrits, puisque presque tous ont rapporté des observations dans lesquelles la collection sanguine s'était ouverte dans le vagin, dans le rectum, dans la vessie et même dans le péritoine, occasionnant alors une péritonite mortelle. Car il est bien permis de croire que ces ouvertures spontanées concernent des hématocèles infectées. Dans sa thèse publiée à Paris, en 1858, Voisin, sur 25 cas d'hématocèle, a 5 ouvertures spontanées dans le rectum, 2 dans le vagin et 4 dans le péritoine.

On trouve facilement aussi des observations d'hématocèle infectée dans toutes les statistiques modernes, leur fréquence est assez variable, mais presque toujours faible.

En 1896, Thévenard en donne, dans sa thèse, une quinzaine de cas sur 53 observations.

En 1909, Albertin et Desgouttes en ont 2 cas sur une série de 34 hématocèles traitées par colpotomie, et 2 encore dans une série de 46 hématocèles traitées par laparotomie.

En 1910, Jacobson, au Ve Congrès d'obstétrique et de gynécologie, en rapporte seulement 4 cas sur 215 observations. En 1911, Keyes, de New-York, en a 1 cas sur 13 hématocèles.

Les hématocèles infectées ne sont donc pas d'une fréquence banale. D'ailleurs ces faits sont surtout intéressants au point de vue du traitement qui peut être différent suivant qu'il y aura ou non de l'infection. C'est pour ces deux raisons qu'ils nous ont paru dignes d'attirer un peu l'attention.

Nous avons pu étudier 5 observations lyonnaises et personnellement suivre deux de ces malades. Sans chercher à écrire une revue générale sur ce sujet, nous

voulons simplement mettre en lumière quelques consi-
dérations étiologiques, symptomatiques et thérapeuti-
ques tirées de l'examen de ces 5 cas.

Observation I

Avortement tubulaire pris pour une fausse couche. —
Curettage. — Hématocèle qui s'infecte. — Colpotomie.

Louise J..., vingt-deux ans, entre, le 14 août 1905, dans
le service du Dʳ Albertin, à la Charité, pour des douleurs
abdominales très vives et survenant par crises. Les antécédents héréditaires et les collatéraux n'ont rien de particulier.

La malade elle-même bien réglée depuis l'âge de quatorze
ans, n'a présenté que quelques phénomènes de chlorose à
l'âge de seize ans. Mariée il y a huit mois, elle a depuis
longtemps des pertes blanches abondantes et d'odeur fétide,
et souffre fréquemment de douleurs abdominales assez vives
dans la fosse iliaque gauche.

La malade avait ses règles en retard d'un mois quand, il
y a quinze jours, elle crut faire une fausse couche. Elle
éprouva des douleurs abdominales extrêmement vives
l'obligeant à s'aliter et revenant par crises plusieurs fois
répétées. En même temps, pertes sanguines. Anorexie.
Constipation habituelle exagérée depuis le début des phénomènes douloureux. Douleurs avant la miction.

Au toucher, on perçoit un gros utérus mobile, avec tendance à la rétroversion. Le col est fermé. Les annexes du
côté gauche sont perçues sous forme d'un cordon transversal
dans le cul-de-sac correspondant. On pense à une rétention
placentaire ou à une poussée d'anexite légère. On met la
malade au repos avec une vessie de glace sur l'abdomen.

18 août. — Pensant toujours à une rétention placentaire,
on intervient : le col est fermé, on fait un curettage qui
ramène peu de débris, et une cautérisation iodée.

Trois jours après l'intervention, la température s'élève progressivement, le ventre est ballonné, coliques continuelles.

1er septembre. — On fait un toucher et l'on perçoit un
empâtement considérable du Douglas qui bombe. Collection
cutanée.

La malade est dans un état très particulier : le facies
anxieux, un peu agitée, mais en pleine connaissance et
souffrant peu. L'état général paraît cependant grave.

4 septembre — On pratique une colpotomie : il s'agit
d'une hématocèle très abondante, le ventre est plein de
caillots et de sang brunâtre avec quelques fausses membranes qui indiquent que l'infection de la collection était en
train de se faire.

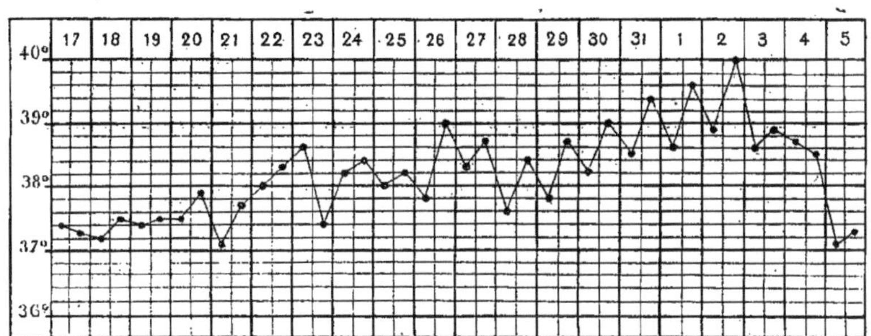

Le curettage avait eu lieu le 18. La colpotomie fut faite
le 4 du mois suivant.

OBSERVATION II

Hématocèle infectée. — Colpotomie.

Jeanne P..., vingt-quatre ans, entre, le 2 avril 1909, dans
le service du Pr Pollosson, suppléé alors par le Dr Laroyenne.

Bonne santé habituelle. Menstruation régulière depuis
l'age de douze ans.

Mariée il y a un an, elle n'avait pas eu de retard de règles
avant le mois dernier : l'écoulement menstruel qu'elle

attendait le 24 février n'a débuté que le 3 mars, normal comme abondance et comme aspect.

Le lendemain de son apparition, la malade ressentit dans le côté droit de l'abdomen une douleur vive et brusque : elle dut s'aliter aussitôt et n'a pas encore quitté le lit. Les douleurs persistent encore actuellement avec des alternatives d'exaspération et de calme relatif : tous les mouvements

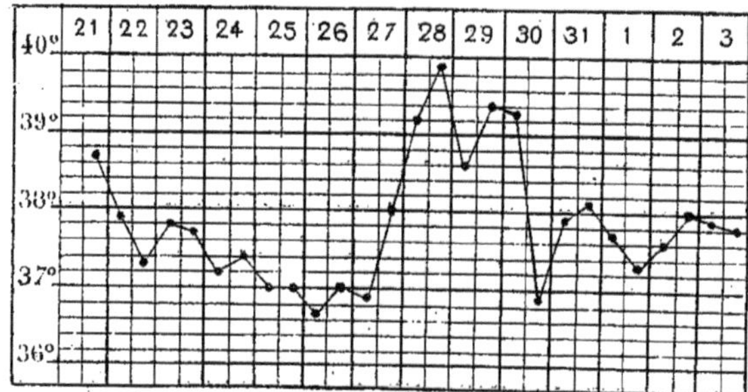

L'intervention eut lieu le 2 avril.

sont douloureux. C'est dans cet état qu'elle entre à l'hôpital.

La constipation habituelle n'est pas augmentée. Pas de vomissements.

Etant dans le service, la malade prend de la température que l'on met sur le compte de la grippe ; elle eut alors une angine évidente. La température s'élève peu après.

A l'examen, on trouve un utérus petit, et en arrière, bombant dans le Douglas, une masse arrondie, lisse, résistante, qui remonte dans l'abdomen à environ 4 travers de doigt au-dessus du pubis. Cette masse est douloureuse à la pression et l'abdomen se défend nettement à la palpation.

Les seins présentent des tubercules de Montgomery et l'on fait sourdre un peu de lait à la pression.

Etat général d'infection. Colpotomie : caillots fétides,

Observation III

Hématocèle infectée ouverte dans le rectum. — Colpotomie.

L. L..., trente et un ans, couturière, entre à l'infirmerie de l'Hôtel-Dieu le 3 janvier 1911, pour des douleurs abdominales accompagnées de pertes rouges, et durant depuis plus d'un mois.

Cette malade ne présente rien de particulier dans ses antécédents héréditaires. Elle-même, à part les maladies infectieuses de l'enfance, a toujours eu une assez bonne santé habituelle. Cependant, depuis quelques mois, elle a perdu la vue de l'œil gauche.

Réglée à dix-huit ans, ses périodes menstruelles, d'abord irrégulières se régularisent bientôt et deviennent indolores.

Mariée à vingt et un ans, elle a un accouchement très normal un an après son mariage : présentation du sommet, travail assez rapide, suites de couches sans incident.

Aucun antécédent génital pathologique.

La malade dit n'avoir jamais eu de pertes blanches. Depuis deux ans elle éprouve quelques douleurs lombaires à gauche, on trouve le rein un peu obvié de ce côté, perceptible à la palpation.

Le début de l'affection actuelle remonte à la fin du mois de novembre 1910.

27 novembre 1910. — La malade a ses règles, à date normale, mais elles ne durent que deux jours au lieu de cinq. A la suite de cette période menstruelle, persiste un léger écoulement de sang, bien rouge, sans caillot, et qui dure jusqu'au 20 décembre. La malade ne souffre pas d'abord, mais peu à peu les douleurs s'éveillent.

20 décembre. — La malade qui était à son travail ressent soudain, vers la fin de l'après-midi, de violentes douleurs qui s'irradient à tout l'abdomen avec un maximum très net

dans la fosse iliaque gauche. Conduite d'abord chez un pharmacien qui lui fait absorber une potion calmante, elle sent, au bout d'une heure environ, ses douleurs se calmer, et elle peut rentrer à son domicile où elle s'alite aussitôt.

21 décembre 1910. — Après une nuit assez bonne, les douleurs se réveillent le matin, et cette nouvelle crise est plus violente encore que la veille, avec toujours un maximum à gauche. Le ventre est ballonné, météorisé ; la constipation opiniâtre ne cède qu'aux lavements. La malade fait de fréquents efforts de vomissements, mais ne rejette qu'une petite quantité de liquide verdâtre. Un médecin lui fait mettre de la glace sur l'abdomen. L'état général est mauvais, le teint jaune. La température n'a pas été prise. A ce moment, les pertes rouges ont cessé.

Au bout de quarante-huit heures, survient une accalmie, mais les douleurs persistent quoique très assourdies, l'état général n'est toujours pas satisfaisant : anorexie, langue pâteuse. A cette époque, on faisait à la malade des injections vaginales qui auraient ramené des débris membraneux (?).

Cet état se prolonge jusqu'à la fin du mois.

29 décembre 1910. — A ce moment, nouvelle période menstruelle survenant avec un peu de retard. A cette occasion, se produit une nouvelle poussée, analogue aux précédentes. Un médecin appelé aurait constaté un col légèrement entr'ouvert, une tumeur assez nette dans la fosse iliaque gauche et il aurait posé le diagnostic de grossesse tubaire.

3 janvier 1911. — La malade entre à l'hôpital. Elle est en période d'accalmie. On ne note rien de particulier au toucher, mais température entre 38 et 39 degrés. On songe à une rétention placentaire *post abortum*.

7 janvier 1911. — Nouvelle poussée douloureuse, toujours exagérée à gauche et brusque ascension thermique jusqu'à 39°5. Cette crise douloureuse dure toute la matinée, puis se calme vers le soir. On constate dans la fosse iliaque gau-

che une tumeur arrondie, de la grosseur d'une mandarine, très douloureuse à la pression. Glace sur l'abdomen.

Le lendemain, nouvel accès cédant à une injection de morphine.

Du 8 au 12, les douleurs persistent, mais assourdies. Cependant, on doit continuer la glace sur l'abdomen et faire des piqûres de morphine presque tous les soirs. La malade a de la fièvre.

20 janvier. — Il commence un suintement sanguin par le rectum. Cet écoulement s'accuse peu à peu, il sort du sang, noirâtre, et même des caillots dégageant une odeur fétide. L'état général est mauvais. La température se maintient élevée et oscille.

On fait le toucher rectal et l'on perçoit, bombant sous la paroi du rectum, une masse irrégulière, dure, presque ligneuse. On ne trouve pas l'orifice qui livre passage à l'écoulement.

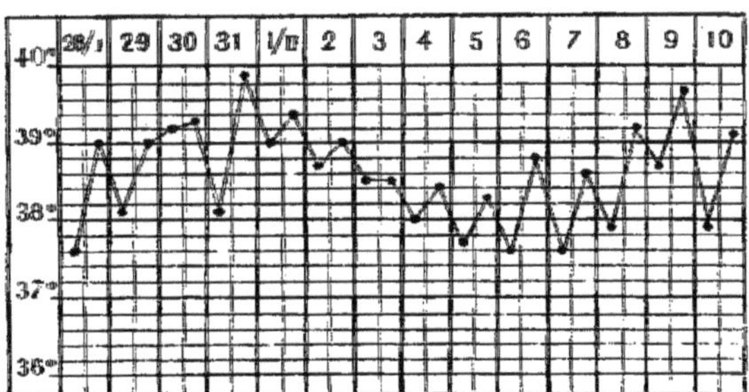

Nous ne reproduisons ici qu'une portion d'un long tracé thermique qui se répète toujours identique du 3 janvier au 15 mars.

On perçoit cette masse avec les mêmes caractères dans le cul-de-sac postérieur, et à gauche par le toucher vaginal.

A ce moment, la malade vomit tout ce qu'elle prend. Le teint jaune est celui d'une infectée, l'état général est mauvais.

Jeudi 2 février 1911. — M. Laroyenne fait une colpotomie, et évacue une grande quantité de sang noirâtre, d'odeur fétide, mélange de pus et de caillots. Il trouve une sorte de poche d'où il retire des débris placentaires.

Jusqu'à la fin du mois, la température persiste entre 38 et 39 degrés, mais l'état général allait en s'améliorant et le toucher que nous eûmes l'occasion de pratiquer à plusieurs reprises, montrait que l'orifice de colpotomie se refermait peu à peu. Il n'y eut bientôt plus d'écoulement par le rectum. La malade sortit le 15 mars, elle allait bien.

OBSERVATION IV

Tentative d'avortement provoqué. — Hématocèle suppurée. Colpotomie. (Due à l'obligeance du Dr Albertin.)

J... C..., vingt-six ans, entre à l'hôpital pour des pertes sanguines et un état général mauvais, le 2 février 1911. Elle a eu un accouchement normal il y a vingt-deux mois. L'an passé, étant de nouveau enceinte de deux mois, elle se fit une injection intra-utérine d'eau vinaigrée. Elle perdit beaucoup de sang ; ces pertes se prolongèrent pendant deux mois ; elle ne se rétablit que très lentement.

Au mois de janvier dernier, nouvel arrêt des règles. Quatre jours après la date à laquelle elles auraient dû venir, la malade se fait une injection intra-utérine d'eau vinaigrée. Elle éprouva une vive douleur, calmée d'ailleurs rapidement. L'injection ne ramena ni débris membraneux, ni sang. Quatre jours après, nouvelle injection, celle-ci non douloureuse, mais ramenant du sang et des débris.

Depuis, la malade perd d'une façon continue une petite quantité de sang non mélangé de caillots ; mais peu à peu, des douleurs s'installent dans le bas-ventre avec un maximum dans la fosse iliaque gauche. Très pénibles, ces douleurs l'obligent à se faire hospitaliser.

A son arrivée dans le service, la malade est très affaiblie

par le transport. Le pouls est petit, presque incomptable. Quelques pertes noirâtres peu abondantes. L'utérus est en bonne position, peu volumineux, le col fermé. Le ventre est douloureux. Repos, glace, ovule, traitement général. Température : **38°3**.

Le lendemain 3 février, il y a un mieux très accentué ; le pouls est à 110 pulsations.

Dans la soirée du 4 février, survient un état syncopal ;

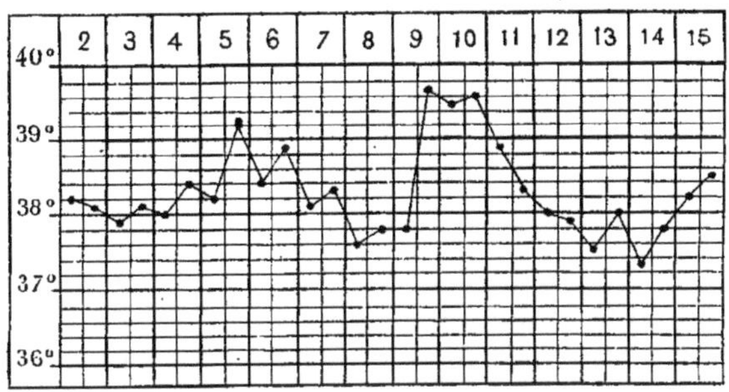

C'est le 11 février que fut faite la colpotomie. Après le 15 la courbe oscille jusqu'au 3 mars autour de 38 degrés. Elle redescendit ensuite peu à peu à la normale.

cependant le pouls est bon. L'utérus n'est pas augmenté de volume. Le toucher vaginal est toujours négatif au point de vue hématocèle.

5 février. — La température et le pouls s'élèvent à nouveau. Le ventre est moins douloureux mais plus ballonné.

L'utérus est toujours dans le même état, il n'y a pas de pertes. La respiration est du type diaphragmatique. L'anémie paraît s'atténuer. Cependant, la malade présente encore des faiblesses passagères que l'on met sur le compte de l'anémie. On pense aussi à de nouvelles hémorragies, mais la malade ne perd pas et on ne trouve rien au toucher. Le teint est jaune. La numération globulaire faite à ce moment indique trois millions de globules rouges.

10 février. — La température atteint 39 degrés. Il y a

des frissons ; de la diarrhée. Au toucher vaginal et rectal, on perçoit une grosse masse occupant le Douglas et, bombant dans le rectum, une masse latérale gauche.

11 février. — Colpotomie donnant issue à 3oo grammes de sang et de caillots ; on résèque la trompe gauche et le placenta.

Le rétablissement fut assez lent et la température persista longtemps autour de 38 degrés. La malade ne sortit que le 19 mars : à cette date elle allait bien, ne souffrait plus, et l'orifice de la colpotomie était presque entièrement oblitéré.

Observation V

Il s'agit d'une malade du service de M. Vallas que remplaçait alors M. Laroyenne. Cette observation est établie sur de simples souvenirs.

Le diagnostic d'hématocèle infectée avait été fait. La collection alors considérable avait subi depuis les derniers temps une remarquable augmentation de volume. Une colpotomie postérieure évacua du sang, du pus, des débris placentaires. La poche était très vaste.

La malade guérit.

LES CAUSES D'INFECTION DES HÉMATOCÈLES

L'infection peut-elle se faire par les voies génitales ? — Dans la première de nos observations, la malade semblait avoir un passé génital, depuis longtemps elle éprouvait des douleurs abdominales et pelviennes, quand survinrent les accident qui la firent entrer à l'hôpital.

Ce fait semblerait, au premier abord, donner raison à la théorie de Lawson-Tait, admise après lui par beaucoup d'auteurs. Cette théorie, d'après laquelle toute grossesse ectopique se greffe dans une trompe préalablement infectée, paraît séduisante en ce qu'elle permet d'expliquer facilement l'infection des hématocèles. Mais la rareté même de cette infection est en contradiction avec une telle pathogénie.

D'aileurs, cette théorie a perdu beaucoup de terrain et l'on a fait observer à juste titre que la grossesse tubaire se rencontre souvent chez des femmes qui n'ont aucun passé génital. On a même prouvé que les lésions de salpingite desquamative, auxquelles Lawson-Tait attribuait la fixation de l'œuf dans la trompe, n'existaient pas toujours : Paquy, Fieux, William ont montré que les cils persistent souvent et que l'épithélium est intact en dehors du point où s'est greffé l'œuf. Il est donc difficile d'admettre qu'une inflammation préalable de la trompe puisse provoquer et la grossesse ectopique et l'infection secondaire de l'hématocèle. Il est, à ce propos une constatation facile à faire cliniquement : c'est qu'une inflammation tubaire, loin de faciliter la greffe ovulaire, produit en général la stérilité.

Surer, dans une thèse écrite sous l'inspiration de Sébileau, admet que, par l'intermédiaire de la trompe, l'épanchement peut être envahi par les microbes cultivés dans le vagin et l'utérus. Dans une thèse lyonnaise, inspirée par M. Tixier, Pellet fait observer que cette pathogénie n'est rien moins qu'hypothétique, et il ajoute que « dans la plupart des cas d'hématocèle consécutive à la rupture d'une trompe gravide, où l'on a pu faire l'examen de la muqueuse utérine, on a reconnu que celle-ci était saine ».

Nous croyons, cependant, que l'infection d'une hématocèle est possible par les voies génitales, comme semblent le prouver deux de nos observations.

Dans l'observation I, la malade fut considérée à tort avant la rupture de sa trompe gravide, comme atteinte d'une rétention placentaire *post abortum* et, en conséquence, on lui fit subir un curettage. A ce moment, sa température n'avait pas dépassé 37° 6. Aussitôt après cette intervention, la courbe thermique s'éleva progressivement, puis l'hématocèle se constitua et les phénomènes fébriles ne cessèrent qu'après son évacuation. L'infection génitale s'était donc ici produite ou réveillée entre l'éclosion de la grossesse tubaire et la date de l'infection de cette grossesse. Elle fut sans doute très atténuée, mais le foyer hémorragique constituait un terrain très favorable à la culture microbienne. Dans l'observation IV, la malade se croyant enceinte normalement, se fit elle-même des injections intra-utérines répétées avec de l'eau vinaigrée; or, il est peu probable qu'elle ait fait ces petites manœuvres avec tous les soins d'aseptie désirables. Et dans ce cas encore, il est bien permis de croire que l'infection s'est produite par les voies génitales.

Ces causes sont-elles exceptionnelles? Moins peut-être qu'on ne le croit. Il faudrait à ce point de vue pousser un interrogatoire quelquefois difficile : les tentatives d'avortement criminel si fréquentes, quoique rarement avouées, se retrouveraient sans doute à l'origine d'un certain nombre de cas d'hématocèle infectée.

Une objection que l'on peut faire à la théorie de l'infection par voie génitale, est que l'on trouve, éparses dans la littérature médicale, un assez grand nombre d'observations démontrant que la grossesse, développée dans la trompe d'un côté, s'accommode fort bien d'une suppuration dans la trompe du côté opposé, et fréquemment ne se laisse pas infecter par ce voisinage. Il est vrai que le pus ancien, qui constitue ces pyosalpinx est le plus souvent d'une virulence très atténuée, s'il n'est pas complètement aseptique.

Infection par voisinage du tube digestif. — S'il est possible d'admettre, dans certains cas, l'infection par voie génitale, il faut reconnaître qu'elle est

loin d'être l'unique source de contamination des hématocèles. On admet que le voisinage du tube intestinal
est une source de contamination fréquente pour les
collections sanguines du Douglas.

La thèse de Pellet, qui étudie les rapports entre
l'appendicite et les grossesses tubulaires, met sur le
compte de la lésion appendiculaire la plupart des cas
d'infection des hématocèles : « L'appendice est un
foyer infectieux situé au voisinage d'une collection
sanguine qui constitue un bouillon de culture favorable à la pullulation des germes. C'est la cause la plus
banale de la suppuration des hématocèles. » Une des
observations citées dans cette thèse est une preuve à
l'appui de cette théorie : il s'agit d'une malade qui,
ayant depuis trois jours des hémorragies tubulaires à
répétition, fut opérée d'urgence par M. Tixier. A l'intervention, après avoir fait l'ablation de la trompe, qui
saignait encore, on découvre dans la fosse iliaque
droite, une masse de caillots putrides d'odeur infecte.

« Surpris de cette odeur anormale, on en cherche la
cause et on découvre, au milieu du sang caillebotté,
l'appendice volumineux, adhérent et à l'épiploon et aux
caillots putrides. »

Ce n'est pas seulement la coexistence d'une appendicite qui peut infecter une hématocèle, c'est le seul
voisinage de l'intestin, même sain, mais plein d'un
contenu extrêmement septique, que des multiples lym-
phatiques mettent en rapport avec tous les organes
environnants. Le sang qui provient de la rupture
tubaire se collecte au point déclive du petit bassin,
dans le cul-de-sac de Douglas, et cette collection limitée

à sa partie supérieure par les adhérences péritonéales, forme, au voisinage immédiat du rectum, un foyer stagnant qui ne demande qu'à s'infecter. Ces rapports sont mis en lumière par la fréquence de l'ouverture rectale des hématocèles suppurées; et l'on ne peut s'étonner que d'une chose, c'est que les hématocèles ne s'infectent pas plus souvent.

Infection par voie sanguine générale. — Enfin, dans notre observation II, l'infection paraît s'être faite par voie sanguine générale : à son entrée dans le service, la malade avait la grippe et une angine bien caractérisée. L'infection secondaire d'un point de moindre résistance locale est un fait fréquent au cours d'une infection générale; ce phénomène peut donc aisément se produire dans les foyers d'hématocèles qui sont un véritable bouillon de culture où le moindre germe amené par le sang va se fixer et se multiplier.

. En résumé, nous croyons qu'il n'est pas possible d'admettre que l'infection des hématocèles se fasse toujours par le même mécanisme; si, dans la plupart des cas elle se produit par le voisinage du tractus intestinal, elle peut aussi dans quelques cas particuliers se faire par l'intermédiaire des voies génitales et même par voie sanguine au cours d'une infection générale.

Dans aucune de nos observations, l'analyse bactériologique du contenu évacué n'a été pratiquée.

LES SIGNES DE L'INFECTION

Les symptômes de l'hématocèle souvent si difficiles à interpréter se compliquent encore lorsque l'infection s'y surajoute. Aussi, le diagnostic est-il dans beaucoup de cas très difficile à poser et les hésitations cliniques auxquelles nos malades ont presque toutes donné lieu, le démontrent assez. On est en effet facilement égaré par une double série de signes : ceux de l'hématocèle d'un côté, ceux de l'infection de l'autre.

Nous ne nous étendrons pas ici sur les signes de l'hématocèle banale qui ont été maintes fois bien étudiés : retard de règles et petits signes de grossesse, sensation douloureuse dans une fosse iliaque, douleurs syncopales survenant par crises, pertes sanguines, état anémique qui marque souvent l'établissement de l'hématocèle. L'une de nos malades avait présenté ces symptômes et on avait pu poser fermement le diagnostic d'hématocèle. Mais dans nos autres observations, et ces faits sont fréquents, les signes étaient vagues, flous, ne permettant pas de poser un diagnostic précis.

C'est à ces signes de grossesse tubaire, le plus souvent peu caractéristiques que viennent se joindre les signes d'infection. Loin de faciliter le diagnostic, ces nouveaux symptômes ne sont le plus souvent qu'une nouvelle cause d'erreur, car ils peuvent exister dans n'importe qu'elle infection du petit bassin.

Les signes de l'infection. — Le principal signe d'infection est fourni par la courbe thermique. Cette courbe est typique dans nos observations I, III et IV.

La température qui voisinait autour de 37°5 s'élève non pas brusquement mais rapidement, dépassant 39 degrés au bout de quelques jours. En même temps elle oscille, avec des rémissions matinales d'1 degré environ. Dans certains cas (obs. III), la courbe thermique s'élève par périodes de quelques jours, pour diminuer ensuite, toujours en oscillant jusqu'à une nouvelle période d'exaspération. D'autre fois elle monte progressivement et d'une façon continue comme dans notre observation I, où elle atteignait 40 degrés le quinzième jour après le curettage. Donc température élevée, persistante et à grandes oscillations.

En même temps, l'état général s'aggrave, les malades sont anxieuses, agitées, dorment mal ; la constipation habituelle des hématocèles banales fait souvent place à un flux diarrhéique plus ou moins abondant (ces troubles intestinaux révèlent l'irritation que la collection brusquement augmentée, inflige au rectum, qu'elle comprime). La langue est pâteuse, l'anorexie absolue. Bientôt le teint devient jaune paille, le pouls et la respiration s'accélèrent, le ventre se ballonne, il y a des frissons.

A côté de la courbe thermique et des signes généraux, nous indiquerons un signe local particulier, que l'on a pu observer dans deux de nos observations (III et V) : c'est l'augmentation continue et prolongée du volume de la tumeur. Nous y reviendrons plus loin, à propos du diagnostic.

Les formes cliniques. — Elles ne sont pas nettement distinctes, mais seulement indiquées par la gravité fort variable des symptômes généraux.

Dans certains cas, c'est une malade qui, ayant eu des signes plus ou moins nets d'hématocèle (obs. II), présente une courbe thermique qui oscille et persiste un peu plus longtemps qu'une simple fièvre de résorption, mais dont l'état général n'est pas celui d'une grande infectée. C'est la température seule qui fait penser à l'infection, et à l'intervention on ne trouve que du sang brunâtre et des caillots altérés, pas encore de pus.

Dans d'autres cas, les oscillations thermiques s'élèvent rapidement, en même temps que le ventre se ballonne, que le pouls s'accélère, qu'il y a des frissons. C'est l'état général, autant que la courbe thermique, qui fait dire que l'on a affaire à une malade qui s'infecte. Si l'on intervient rapidement, on trouvera des caillots d'odeur fétide et quelques fausses membranes, qui indiquent que le pus n'était pas loin. Mais si l'intervention est tardive, on trouvera un foyer purulent bien constitué et le plus souvent prêt à s'ouvrir dans un organe voisin.

En résumé, nous distinguons des formes bénignes et progressives et des formes graves d'emblée.

Moment de l'infection. — Dans certains cas, comme dans notre observation II, l'infection semble s'être faite presque en même temps que se constituait l'hématocèle. Mais, le plus souvent, elle ne se développe qu'au bout de quelques jours et l'on a cité des cas où elle était très tardive.

Evolution. — Quoi qu'il en soit du moment de son éclosion, l'infection peut évoluer dans des sens bien différents, si on n'est pas intervenu. Dans quelques cas où elle est très atténuée, elle peut s'éteindre d'elle-même, comme semblent le prouver les fausses membranes organisées que l'on a trouvé dans de vieux foyers d'hématocèle. Mais le plus souvent le pus se collecte, et, plus ou moins rapidement, s'évacue à l'extérieur.

Dans la plupart des cas, l'ouverture se fait dans le rectum. On constate alors des selles noirâtres, striées de pus, ou même un écoulement presque uniquement purulent ; parfois, il n'y a que des caillots fétides. En même temps, le volume de l'hématocèle paraît diminuer, la tumeur est moins dure, moins tendue. C'est ce qui se passa dans notre observation III, la malade avait éprouvé, dès le 20 décembre, une crise douloureuse, et le diagnostic exact n'ayant été posé que tardivement, elle fut opérée le 2 février : depuis le 20 janvier, elle perdait par le rectum du sang noirâtre et des caillots fétides.

L'ouverture peut aussi se faire dans une anse grêle, en contact avec la collection, comme dans un cas de Legueu et Reblaud.

Dans quelques cas, particulièrement malheureux, l'ouverture se fera en pleine cavité péritonéale, déchaînant alors une péritonite généralisée, rapidement mortelle.

Rarement l'ouverture se fera dans la vessie, donnant lieu à des symptômes de cystite purulente.

Plus fréquemment, elle s'est faite en un point de la paroi abdominale.

Les anciens chirurgiens, qui opéraient moins qu'aujourd'hui, avaient bien plus souvent l'occasion d'observer ces ouvertures spontanées ; dans tous les ouvrages qui datent du siècle dernier, on en parle longuement. Voisin, cité par Valleix, sur 25 cas d'hématocèle, a 5 évacuations par le rectum, 2 par le vagin, 2 dans le péritoine. Plus récemment Parry, sur 248 cas, a 65 ouvertures rectales, 40 à la paroi, 12 dans le vagin, 9 dans la vessie.

Il est difficile de juger, d'après ces observations anciennes, si ces évacuations spontanées menaient fréquemment ou non à la guérison. L'ouverture vaginale paraît avoir quelquefois été favorable. Dans notre observation III, où l'ouverture se fit dans le rectum, il ne semble pas que cette évacuation ait amené même d'amélioration. Souvent même, dans ces cas, il se fait une infection secondaire de la poche par des microbes intestinaux. L'ouverture dans la vessie est grave. Elle est rapidement mortelle dans le péritoine.

Pronostic. — Nous n'insisterons pas sur le pronostic, qui dépend d'abord des variétés d'évolution que nous venons de décrire, et surtout du plus ou moins de précocité de l'intervention chirurgicale.

LE DIAGNOSTIC

En présence de cette symptomatologie variable, peu caractéristique, parfois même très vague, on reste souvent hésitant : le diagnostic est difficile.

Les signes de grossesse tubaire ne sont pas suffisamment évidents. — On peut alors méconnaître l'existence d'une hématocèle et croire à une infection génitale gonococcienne ou puerpérale.

S'il y a eu des signes de grossesse normale et s'ils ont pendant un certain temps dominé la scène on pensera le plus souvent d'abord à un avortement banal, ensuite à une rétention placentaire. Dans les deux cas la femme a un facies d'infectée et perd en rouge. C'est ainsi que dans l'observation I on fit un curettage, et que dans l'observation III on pensa longtemps à une tentative d'avortement provoquée. Ce sont ces cas qui prêtent le plus souvent à confusion, et on peut dire que l'on ne fait pas le diagnostic d'hématocèle infectée si l'on ne pense pas *a priori* à la possibilité d'une grossesse ectopique. C'est alors seulement qu'un examen local soigneux, faisant connaître l'état de l'uterus et des annexes pourra permettre de localiser d'une manière précise le foyer d'infection.

Mais les signes de grossesse peuvent être complètement absents, ou mal interprétés. On croit alors à l'existence d'une de ces formes de pelvi-péritonite séreuse ou suppurée qui entourent généralement des annexes malades. Dans ce cas le siège de la collection est, comme dans l'hématocèle, le cul-de-sac péritonéal de Douglas ; on a par conséquent les mêmes sensations au toucher. (Faisons remarquer en passant que ces signes ne seraient pas les mêmes pour un pyosalpinx sans épanchement péritonitique ou pour des phlegmons du ligament large situés plus latéralement.) Les signes généraux présentent aussi certaines analogies ainsi que la courbe thermique qui est celle d'une infectée.

Comme élément de diagnostic on aura dans l'hématocèle un état anémique qui coexiste avec l'état infectieux, qui l'a même précédé. A ce propos l'examen du sang de la circulation générale pourrait rendre certains services pour faire apprécier le degré d'anémie, souvent voilé par l'état infectieux. Dans une de nos observations (IV) où les anamnestiques de grossesse tubaire n'avaient rien de caractéristiqne, et où l'on songeait à une infection générale grave, M. Albertin fit pratiquer la numération globulaire. Elle indiqua trois millions de globules, ce qui, témoignant de la déperdition globulaire subie par l'organisme, fit présumer que la poche infectée était bien une hématocèle.

Les signes locaux aussi, quoique présentant certaines analogies, semblent pouvoir faciliter le diagnostic. Tandis que l'augmentation de volume de la collection s'arrête au bout de quelques jours en cas de poussée pelvi-péritonitique, elle continue à grossir d'une façon persistante en cas d'hématocèle infectée. Cet accrois-sement progressif et continu paraît avoir une certaine valeur diagnostique : dans deux cas (obs. III et V) où l'opération fut faite tardivement, elle paraissait frap-pante à ceux qui suivaient de près l'évolution de ces collections.

L'évolution est aussi un élément de diagnostic : une crise annexielle se calme le plus souvent au bout de quelques jours, tandis que les signes de l'hématocèle infectée persistent dans la plupart de ces cas jusqu'à l'évacuation spontanée ou opératoire.

Le diagnostic peut être néammoins fort difficile, surtout si l'on connaît la malade comme une habituée de poussées annexielles, ce qui entraîne facilement à confusion.

Parfois aussi, c'est une poussée appendiculaire qui revêt à ce point le masque d'une grossesse extra-utérine qu'elle peut induire en erreur les chirurgiens les plus avertis. Pellet rapporte dans sa thèse une observation où un appendice enflammé, plongeant dans le petit bassin au contact des annexes droites, avait produit une congestion génitale avec arrêt des règles pendant trois mois, et en avait imposé pour une grossesse tubaire. Quand un abcès péri-appendiculaire a débuté brusquement par une perforation, et a produit une péritonite enkystée, le diagnostic peut devenir à peu près impossible : on ne peut se fonder que sur les antécédents (troubles digestifs qui n'ont le plus sou-vent rien de caractéristique), ou sur la perception de la tumeur, immédiate en cas d'hématocèle, mais n'apparaissant qu'au bout de quelques jours en cas d'appendicite. Le diagnostic est encore plus complexe s'il y a coexistence de lésions appendiculaires et d'hématocèle.

Les signes de grossesse tubaire ont été suffisamment précis. — La confusion possible ici est de méconnaître les symptômes d'infection, et de prendre l'hématocèle infectée pour une poche sanguine simple.

L'élément de diagnostic auquel on se reportera tout d'abord est l'examen de la courbe thermique. Dans l'hématocèle banale il y a presque toujours de la température, c'est une fièvre d'irritation péritonéale, et surtout de résorption sanguine : elle débute aussitôt après l'épanchement, se maintient assez élevée pendant deux ou trois jours et baisse ensuite.

L'obligeance de M. Albertin nous permet de donner ici deux courbes thermiques d'hématocèles non compliquées :

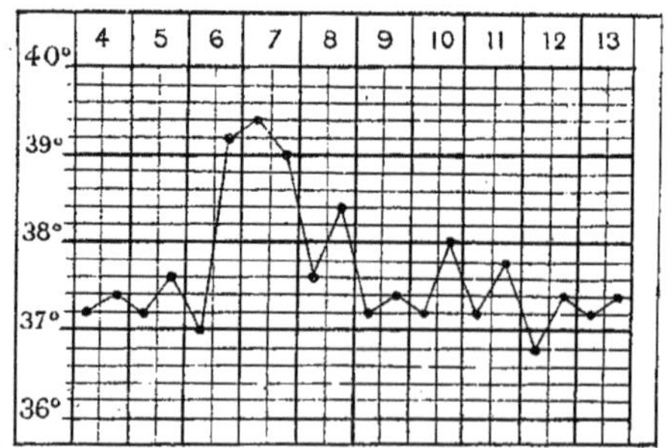

Claudia S..., trente-cinq ans. Salle Sainte-Madeleine, 1907.

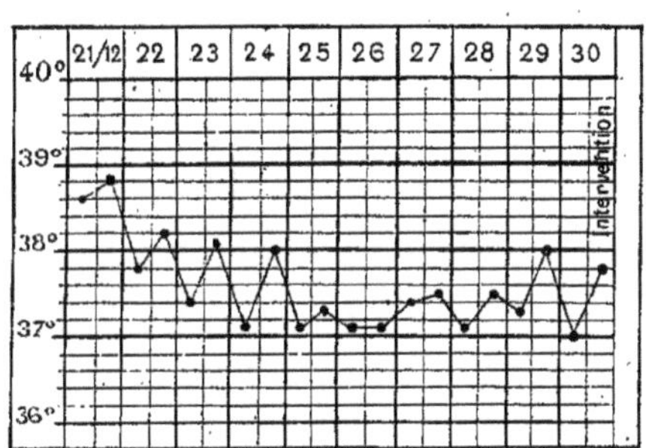

Marie G..., trente et un ans Salle Sainte-Madeleine, 1907.

On pourrait sans doute trouver des tracés plus caractéristiques, mais, par comparaison avec ceux de nos
observations, ils montrent suffisamment la différence
des courbes thermiques.

Dans la plupart des cas, en effet, et comme nous
l'avons vu plus haut, la courbe de l'hématocèle infectée
affecte un type bien différent : elle est plus élevée,
plus persistante, et oscille. Le diagnostic par la seule
inspection de la courbe est cependant difficile à faire ;
tout d'abord, à moins de rester indéfiniment sur l'expectative, on ne peut se baser que sur une portion
souvent très réduite du tracé, ne donnant pas encore
d'indications bien précises. D'autre part, dans un assez
grand nombre de cas, une hématocèle banale donnera
une fièvre légère, qui oscille entre 37 et 38 degrés; or,
les infections peu graves peuvent ne donner qu'une
courbe assez analogue. Assez souvent, donc, le diagnostic sera peu aisé; dans beaucoup de cas, cependant, la courbe d'infection est typique.

Parallèlement à la température va l'état général : de
gravité variable dans l'un et l'autre cas, il n'est pas

non plus très caractéristique. Parfois, lorsque l'infection est sérieuse, le simple aspect de la malade, facies jaunâtre et inquiet, pouls et respiration accélérés, frissons surtout, font dire que c'est une infectée. Mais souvent ces symptômes sont vagues ou incomplets, difficiles à interpréter. Le teint jaune des malades qui résorbent leur sang (Poncet) peut se rencontrer dans une hématocèle non compliquée par production d'ictère hémaphéïque. De tous ces signes, les frissons seuls sont un bon signe d'infection, permettant d'affirmer qu'il y a du pus formé ou qu'il est en train de se collecter. En somme, il en est de l'état général comme de la température : si les éléments qu'il fournit peuvent parfois permettre de poser un diagnostic, ils sont souvent insuffisants.

Nous avons déjà signalé plus haut l'augmentation de volume rapide et continu de l'hématocèle infectée, et ce signe local pourrait, à côté d'autres symptômes, aider au diagnostic, car un épanchement aseptique semble plutôt devoir diminuer du fait de la résorption. Il y a pourtant des cas où l'hématocèle augmente de volume sans suppurer, en même temps que l'état général paraît s'aggraver : tout cela est dû à une nouvelle hémorragie qui augmente le volume de la collection pelvienne en même temps qu'elle accuse l'anémie.

On a eu recours à une ponction exploratrice de la collection qui bombe dans le Douglas : ce moyen est peut-être insuffisant, car c'est surtout au moment où l'infection débute, c'est-à-dire avant que le pus soit collecté, que le diagnotic est malaisé.

Comme nous l'avons indiqué plus haut, la numération globulaire pourrait rendre des services au point de vue du degré d'anémie. Mais l'examen du nombre des globules blancs pourrait, sans doute, aussi donner des renseignements instructifs. Dans les suppurations, « quelle que soit la localisation et quels que soient les agents pathogènes, existe une neutrophilie toujours supérieure à 70 pour 100, et, quelquefois même, à 80 pour 100 » (Rieux, *Précis d'hématologie et de cytologie*). Cela a été démontré pour les abcès appendiculaires. Mais cette hyperleucocytose polynucléaire, qui peut atteindre 15.000 à 25.000 globules blancs et au delà, n'existe que lorsque l'organisme se défend, c'est-à-dire lorsque la suppuration n'est pas enkystée. Il n'y a pas d'hyperleucocytose si la suppuration est enkystée. L'examen du nombre des globules blancs semble donc devoir être instructif dans les hématocèles infectées, qui sont des foyers intermédiaires entre l'enkystement et la diffusion.

En résumé, on peut dire que le plus souvent il n'y a pas de signe qui, à lui seul, permette de dire si une hématocèle est infectée ou ne l'est pas. Ce n'est guère que l'ensemble et l'accord des signes de probabilité qui puissent autoriser à poser un diagnostic ferme.

Diagnostic après ouverture spontanée de la collection. — Avant de clore ce chapitre du diagnostic, nous devons dire que l'on peut parfois rester indécis, en présence d'une malade que l'on n'a pas suivie depuis le début de son affection, et dont l'hématocèle est ouverte dans un organe voisin. Dans un cas de Legueu et Reblaud, où l'ouverture avait eu lieu dans une anse grêle, on pensait à un néoplasme de l'intestin. L'ouverture dans la vessie pourrait peut-être aussi prêter à confusion.

TRAITEMENT

Ces efforts de diagnostic ont un intérêt pratique aujourd'hui plus encore qu'autrefois. Il n'y avait en effet pas grande nécessité, lorsqu'on ouvrait indistinctement par colpotomie toutes les collections sanguines séreuses ou purulentes du cul-de-sac postérieur, à être fixé à l'avance sur leur nature. Il n'en est plus de même actuellement, la plupart des chirurgiens ayant adopté pour les cas non infectés la voie haute qui est d'une technique plus sûre et évite les chances d'infection secondaire par les microbes du vagin.

D'autre part dans beaucoup de cas on a actuellement une tendance à rester sur l'expectative. On préfère laisser se résorber spontanément par le repos les collections séreuses péri-annexielles, pour appliquer ensuite un traitement médical, ou pour intervenir à froid par laparotomie sur les lésions annexielles dépouillées de leur cortège de pelvi-péritonite. Même dans les cas où l'on fait la colpotomie on ne se hâte point, attendant que la nature purulente de l'épanchement pelvi-péritonéal ait fait sa preuve par la non-résorption de la collection.

Or, l'hématocèle infectée ne peut guère s'accommoder ni de la voie haute, ni de l'expectative.

La colpotomie est le traitement de choix de l'hématocèle infectée. — S'il vaut mieux évacuer par voie haute une hématocèle non compliquée, il y a tout avantage au contraire à pratiquer la colpotomie lorsque la collection est infectée ; sur ce point l'ancienne thérapeutique ne doit pas être modifiée : « On ne peut songer à un autre procédé opératoire que l'incision du cul-de-sac de Douglas et drainage du pus au dehors par la voie la plus courte. C'est, du reste, le procédé courant du traitement des abcès. Il faut ouvrir où se trouve le pus » (Picard, thèse de Paris, 1908). Le pus est dans le Douglas, la colpotomie est donc le procédé qui s'impose au premier abord puisqu'elle fait l'incision directement au point déclive.

La laparotomie présenterait de graves inconvénients créant des risques d'infection péritonéale, et aucun avantage puisqu'on y a recours pour obtenir une fermeture *per primam*, ce qui ne peut être obtenu en cas d'infection. Ayant abordé par l'abdomen une hématocèle infectée, M. Laroyenne ne jugea pas prudent de faire autre chose qu'un drainage abdomino-vaginal. L'incision abdominale ne fut pas nuisible puisque la guérison se fit sans incident, mais elle était dangereuse et inutile.

La colpotomie est d'autant plus indiquée qu'elle n'a pas contre elle une des principales objections qu'on peut lui faire dans l'hématocèle simple : celle de laisser persister en arrière-fond la poche tubaire où

se trouvent des débris placentaires. Dans les hématocèles simples ces débris sont souvent difficiles à évacuer et ils s'infectent secondairement, prolongeant
ainsi le moment de cicatrisation de la poche ouverte
dans le vagin. Sous l'influence d'une infection la
trompe semble se vider complètement dans le Douglas,
ainsi qu'on a pu le constater chez plusieurs de nos
malades.

**L'intervention ne doit pas être retardée
quand il y a infection.** — L'hématocèle infectée
demande d'autre part une intervention aussi prompte
que possible. Il n'est généralement pas sans danger
d'abandonner à elle-même une collection suppurée, où
qu'elle soit située dans l'organisme. Un foyer d'infection dans le Douglas met rapidement la malade dans
un état inquiétant et que l'on ne saurait laisser se prolonger indéfiniment.

Si l'ouverture spontanée du foyer purulent est parfois
un moyen curatif, elle est, le plus souvent, comme
nous l'avons déjà fait observer, une nouvelle source de
complications : l'ouverture dans le rectum donne lieu
en général à une infection secondaire de la poche
hématique par les microbes intestinaux et cette nouvelle contamination rend l'infection d'autant plus
grave. L'ouverture dans la vessie peut donner lieu à
tous les stades de l'infection ascendante des voies urinaires : cystite, urétérite, pyélite, etc., pour aboutir
en fin de compte à la cachexie urineuses ou à l'urémie.
Quant à l'ouverture dans le péritoine, elle est promptement fatale.

Il est vrai que dans quelques cas l'ouverture spontanée se fait à la paroi, ou mieux encore dans le vagin; mais on ne peut trop compter sur cette terminaison, qui est peu fréquente. Il vaut donc mieux intervenir le plus tôt possible; l'intervention préviendra beaucoup d'accidents et d'ailleurs l'expectation serait tout au moins inutile.

Dans toutes les observations que nous avons rapportées, la guérison est survenue plus ou moins rapidement; dans l'observation III, où l'intervention avait été tardive, elle fut beaucoup plus lente. Dans un cas, comme nous l'avons dit plus haut, on avait fait un drainage abdomino-vaginal. Dans les quatre autres cas, une simple colpotomie avait évacué le sang, le pus et les débris placentaires. Dans un cas seulement, la colpotomie avait été complétée par l'ablation partielle de la trompe gravide, ce qui semble ne pas devoir être conseillé, car ce fut la malade dont le rétablissement fut le moins simple; il est vrai qu'elle présentait des phénomènes infectieux graves.

CONCLUSIONS

I. — L'infection des hématocèles pelviennes, survenant en dehors de toute ouverture chirurgicale, n'est pas très fréquente.

II. — Les causes de cette infection sont diverses : tantôt il s'agit d'une origine intestinale (appendiculaire ou rectale); tantôt de la localisation d'une infection sanguine générale; tantôt, enfin, d'une infection d'origine génitale. Cette dernière semble le plus souvent avoir pris naissance ou s'être réveillée entre le moment où l'hématocèle s'est constituée et celui où elle s'est infectée.

III. — Le diagnostic d'hématocèle infectée est à faire :

a) Avec les hématocèles ordinaires. Les signes de résorption sanguine et d'anémie peuvent en imposer pour des signes d'infection et rendent la confusion facile.

b) Avec les pelvi-péritonites séreuses ou purulentes. La difficulté est ici de distinguer les symptômes de la grossesse tubaire et de ne pas les confondre avec ceux d'un avortement que pourrait suivre une infection génitale.

IV. — Le diagnostic présente un intérêt pratique aujourd'hui plus qu'autrefois, car l'hématocèle infectée est justiciable de la colpotomie et non de la laparotomie que l'on pratique plus volontiers pour l'hématocèle ordinaire. D'autre part elle ne s'accommode guère de l'expectation que commandent, le plus souvent. les pelvi-péritonites séreuses du petit bassin.

BIBLIOGRAPHIE

ALBERTIN et DESGOUTTES, *Lyon Chirurgical*, 1909.

ANDRAL, *Clinique médicale*, 1829.

BECQUEREL, *Traité clinique des maladies de l'utérus et des annexes*, t. II, 1859.

BERNEIX, Thèse de Bordeaux, 1904-1905.

BERNUTZ et GOUPIL, *Clinique des maladies des femmes*, 1860.

BESANÇON, Thèse de Paris, 1904-1905.

BINAND, Thèse de Bordeaux, 1892.

BOULLE, Thèse de Paris, 1895.

BOURDON, Mémoire sur les tumeurs fluctuantes du petit bassin (*Rev. Méd.*, 1841).

BOURSIER, *Précis de Gynécologie*.

CESTAN, Thèse de Paris, 1893-1894.

CHASSAIGNAC, *Traité de la Suppuration*.

Congrès d'Obstétrique et Gynécologie, Nantes, 1901.

COUVELAIRE, Thèse de Paris, 1900.

DELBET, *Des suppurations pelviennes*.

DELORE, *Lyon Médical*, mars 1896.

FRANCK, *Traité de Médecine pratique*, t. V, 1823.

HARTMANN, *Gynécologie opératoire*, 1911.

HOWARD, A. KELLY, *Operative Gynecology*, t. II, p. 432.

KRIEN, Thèse de Paris, 1898.

JACOBSON, V⁰ Congrès international d'Obstétrique et de Gynécologie(*Journal de Chirurgie abdominale et Gynécologie*, p. 580, 1910).

LABADIE, LAGRAVE et LEGUEU, *Traité Méd. Chir. de Gynécologie*.

LAROYENNE et SOLLIER, *Lyon Médical*, mai 1882.

L. Laroyenne, Thèse de Lyon, 1901-1902.

Lawson-Tait, *Traité des maladies des ovaires*, Paris, 1886.

— *Leçons sur la grossesse et l'hématocèle pelvienne.*

Le Dentu-Delbet, *Traité de Chirurgie.*

Legueu et Reblaud, *Soc. Anat.* janvier-février 1893.

Paquy, Thèse de Paris, 1896-1897.

Picard, Thèse de Paris, 1908.

Poncet, Thèse d'agrégation, 1878.

— Hématocèle *(Dictionnaire encyclopédique des sciences médicales).*

Pozzi, *Traité de Gynécologie.*

Rieux, *Précis d'Hématologie et de Cytologie,* 1911.

Routier, *la Gynécologie,* 1900.

Tartanson, Thèse de Lyon, 1910.

Thévenard, Thèse de Paris, 1896.

Valleix, *Guide du Médecin praticien,* t. IV, 1853.

Vignard et Arnaud, La leucocytose dans l'appendicite, in *Lyon Chirurgical,* mai 1910.

Vignès, *Des tumeurs sanguines de l'excavation pelvienne chez la femme* (thèse de Paris, 1850).

Voisin, Thèse de Paris, 1858.

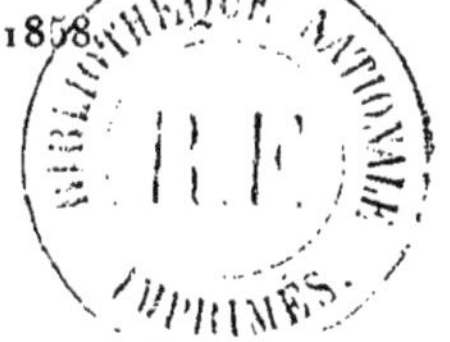

TABLE DES MATIÈRES

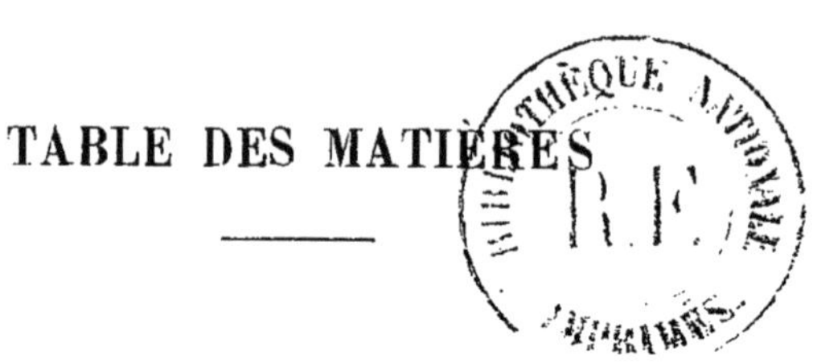

Introduction 9

Les causes d'infection des hématocèles. 20

Les signes de l'infection 25

Le diagnostic 30

Le traitement 38

Conclusions 43

Bibliographie 45

Lyon.— Imprimerie A. Rey et Cⁱᵉ, 4, rue Gentil. — 58864

www.ingramcontent.com/pod-product-compliance
Ingram Content Group UK Ltd.
Pitfield, Milton Keynes, MK11 3LW, UK
UKHW020049100726
13658UKWH00004B/1640